Contents

Key Point of Surgery #1
切開 ……… 2

Key Point of Surgery #2
剥離 ……… 3

Key Point of Surgery #3
根面の滑沢化・デブライドメント ……… 4

Key Point of Surgery #4
エムドゲイン塗布 ……… 6
自家骨移植を同時に行える場合がある ……… 7

Key Point of Surgery #5
縫合 ……… 8
縫合法① 垂直マットレス縫合改良法 ……… 8
縫合法② バイレイヤースーチャーテクニック ……… 10

Case Presentation #1
エムドゲイン単体応用症例 ……… 12

Case Presentation #2
自家骨移植併用症例 ……… 14

Key Point of Surgery #1

切開

Key Point

1. 歯間乳頭を保存し、確実な一次閉鎖が得られる歯肉溝内切開を行う。
   - 歯間乳頭部や辺縁歯肉の厚みを温存しながら、歯冠部に沿って歯肉溝内切開を行う。
   - 刃の長いオーバンナイフにて骨欠損部まで確実に切開を加える。

2. 歯肉弁および骨膜の損傷をできる限り回避する。
   - 正確な術中操作を行うためには、ブリーディングコントロールをしっかり行う。

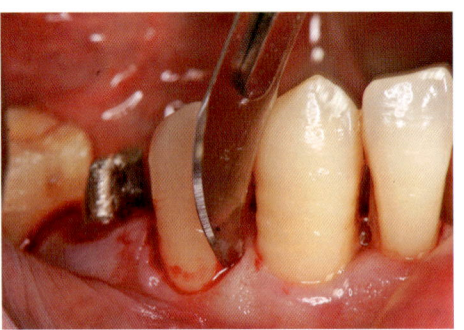

歯間乳頭部を保存しながら、歯肉溝内切開を行う。歯間乳頭の保存はもとより辺縁歯肉の損傷を防ぐため、水洗と吸引によるブリーディングコントロールを徹底して行い、ていねいな切開が行える環境を作ることが大切である。

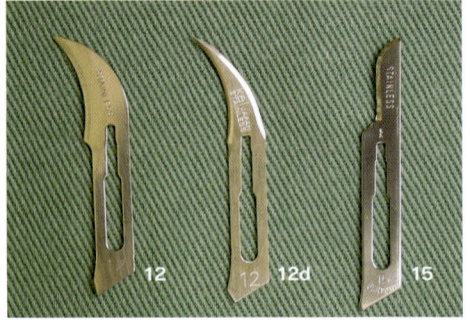

エムドゲインを用いる歯周外科では、深く細いポケット内を切開することが多いことから、先端の鋭利な替刃メスの使用が推奨される。特に12dは歯肉溝内切開に適している。

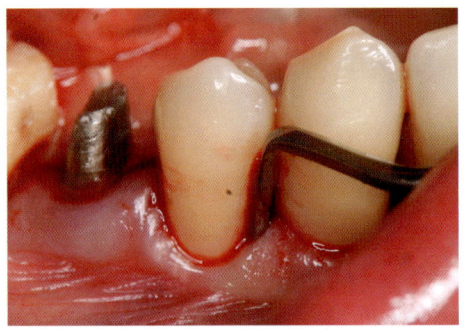

替刃メスによる切開を加えたすべての部位にオーバンナイフによる切開を再度加え、確実に骨欠損底まで切開を加える。

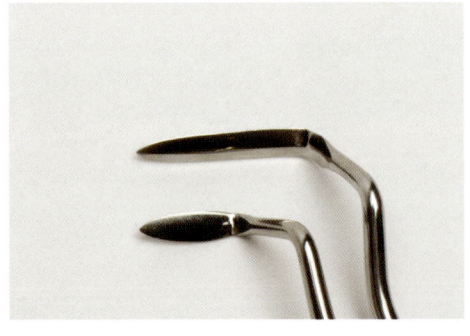

通常のオーバンナイフ（下）と刃の長いオーバンナイフ（上）。刃の長いオーバンナイフは、深い骨欠損底まで確実に切開を加えることができる。

Key Point of Surgery #2

剥離

> ### Key Point
>
> 1. 歯間乳頭部より開始する。
>   - 剥離子LH20のストレート部のフラット面を骨膜側にあて、確実に歯間乳頭部を起こすように剥離する。
>
> 2. 歯肉歯槽粘膜境を超えるまで十分に剥離する。
>   - ゴールドマンフォックスの剥離子のカーブ凸面を使用して、歯肉弁全体を欠損底を超えるまで翻転する。

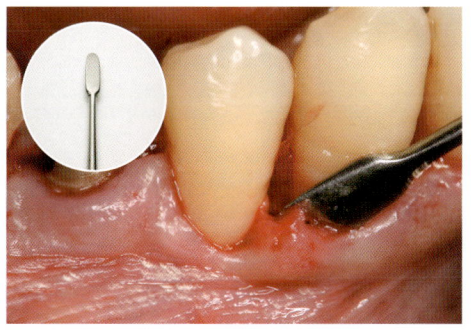

剥離は歯間乳頭部より開始する。ハーシュフェルトLH20剥離子のストレート部フラット面を骨膜側に向けて、歯間乳頭を起こすように行うことがポイント。

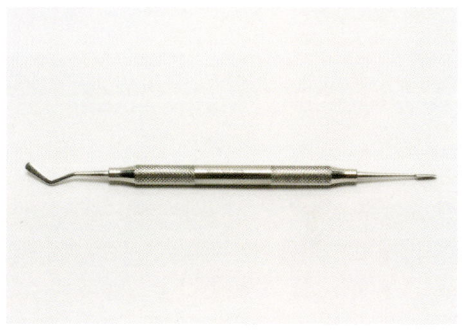

歯間乳頭部の剥離に使用するハーシュフェルトLH20。

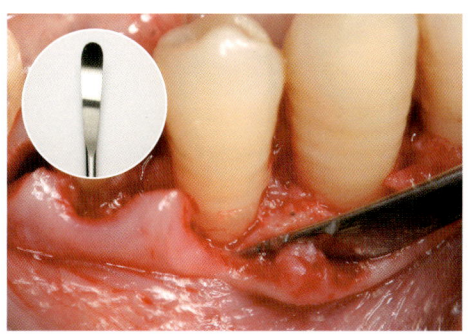

わずかにカーブした凸面を歯肉側に向け、歯肉歯槽粘膜境下まで(欠損部全体を超えるまで)剥離する。

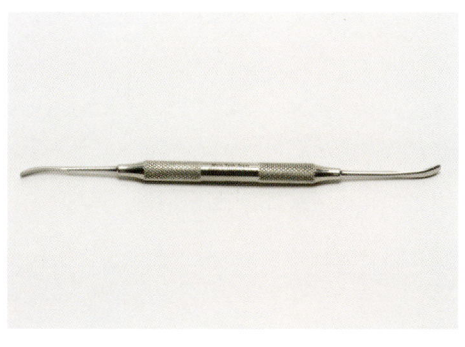

歯肉弁全体の剥離に使用するゴールドマンフォックス。

Key Point of Surgery #3

根面の滑沢化・デブライドメント

Key Point

1. 超音波スケーラー、ハンドスケーラーを用いて、根面の歯石やプラークなどの付着物を除去し、滑沢な根面を確実に作り上げる。

2. 根面や骨面に付着した**軟組織（肉芽組織）**も確実に除去する。
   - 超音波スケーラーは骨面にも作用させる。
   - 深い骨欠損部や根分岐部陥凹部には、歯石や肉芽組織が残留しやすいので、ミラーなどでしっかりと確認する。

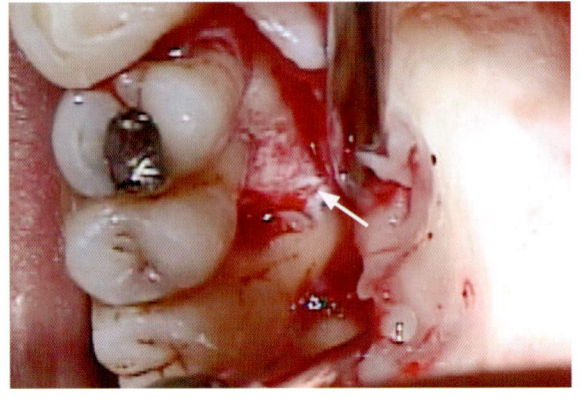

骨欠損部を満たす軟組織（不良肉芽）。再生治療を行う対象部位なので、超音波スケーラーやハンドスケーラーにて確実に除去する。

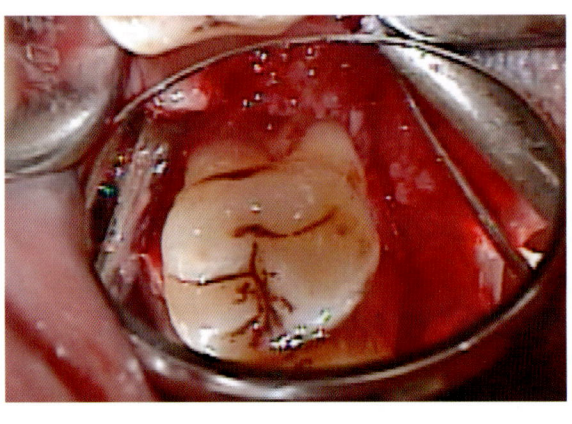

最後臼歯遠心面の根分岐部に付着した歯石。随時ミラーを使用して、根面や根分岐部内を精査し、歯石や軟組織の取り残しがないようにする。

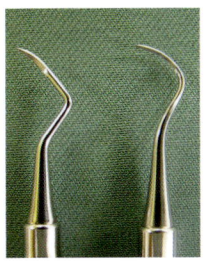 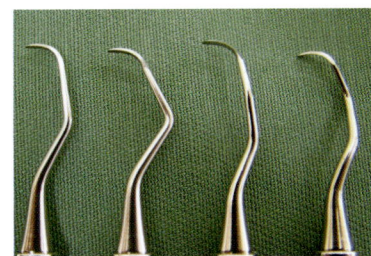 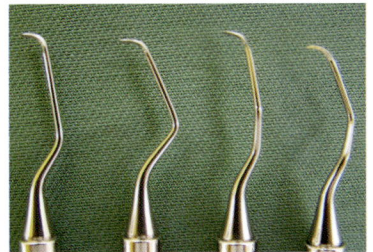

ハンドスケーラーは主に I.U. キュレット(左)やグレーシーキュレット(中)を使用するが、深く狭い欠損部や根分岐部には、刃部の小さいグレーシーキュレット・ミニファイブ(右)などを使用するとよい。

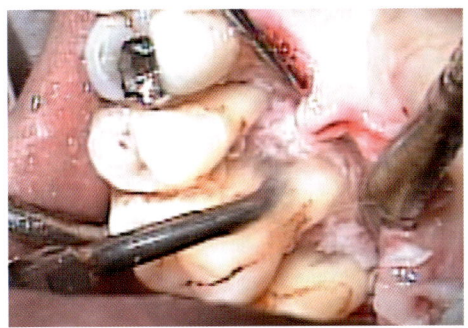 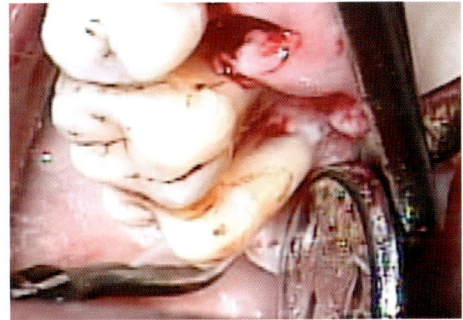

超音波スケーラーによるデブライドメントは、根面・根分岐部・骨面に隈なくチップを当てて、付着物や軟組織の徹底的な除去を目指す。

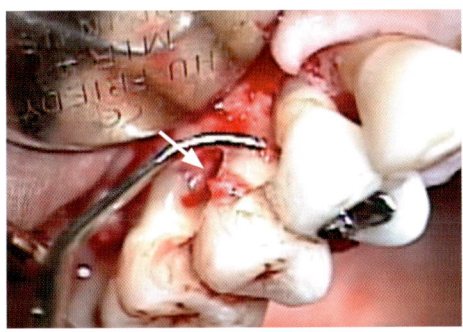 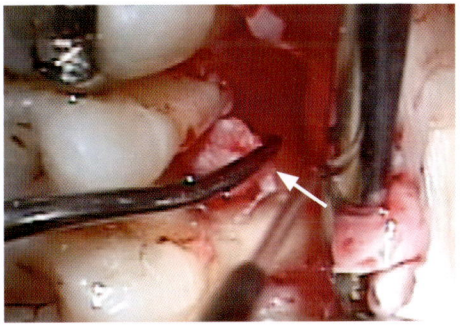

根面や欠損部に付着している軟組織は徹底的に掻爬しなければならない。

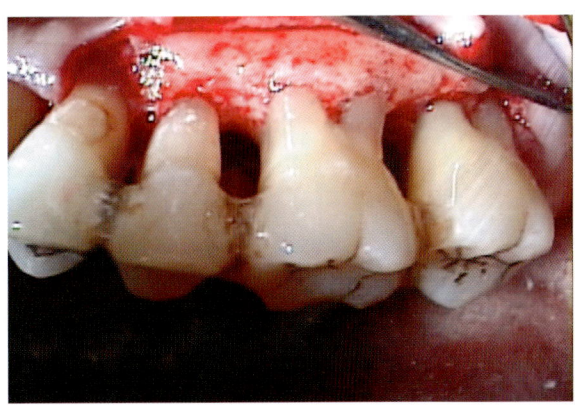

デブライドメント終了時の根面および骨面。エムドゲイン塗布前には、この写真のように滑沢な根面と沈着物のない骨面にしなければならない。

Key Point of Surgery #4

エムドゲイン塗布

Key Point

1. 根面処理・エムドゲイン塗布前の乾燥を確実に行う。
   - 根面処理剤およびエムドゲインの効果を十分に得るために、ガーゼによる術部の乾燥を確実に行う。

2. 術部に血液や唾液が侵入する前に、エムドゲインを塗布する。
   - ガーゼ除去と同時にエムドゲインをすばやく術部に塗布する。
   - 欠損底部より塗布を開始し、欠損部全体がエムドゲインで満たされるようにする。

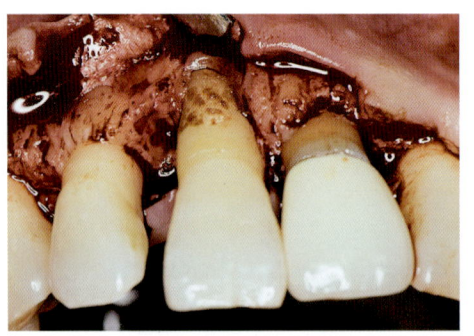

歯肉弁翻転後の唇側面観。患歯の歯根上に沈着している歯石ならびに根尖付近の欠損部を満たす肉芽組織が認められる。

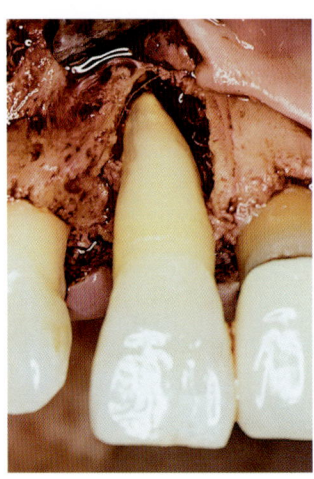

エムドゲインを塗布する直前の患歯の状態。沈着していた歯石は完全に除去され、根面がしっかりと滑沢化されているようすがわかる。また欠損部を満たしていた肉芽組織も完全に除去されている。ガーゼなどを用いて、欠損部や根面を一時的に乾燥させる。

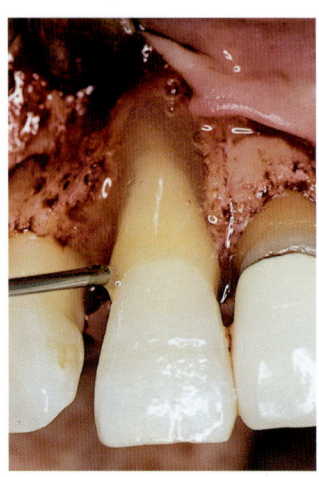

欠損部周辺からの出血を考慮し、エムドゲインは欠損の基底部からすみやかに歯冠方向に沿って塗布していく。塗布の瞬間、血液の侵入を許していないようすがわかる。

応用　自家骨移植を同時に行える場合がある

　自家骨を採取できる場合は、欠損部にエムドゲインを塗布後、採取した自家骨を填塞することで、より大きな欠損部の確実な再生を期待することができる。

　下記症例は、頰側骨隆起を除去し欠損部に填塞後、4年5ヵ月経過した症例である。

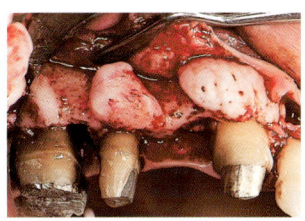
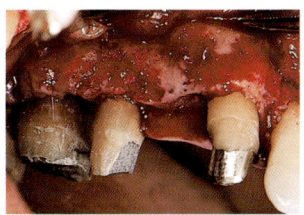

エムドゲイン塗布に先立ち、頰側の骨隆起から移植用の骨片を採取する。

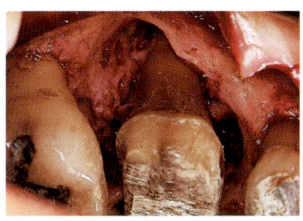
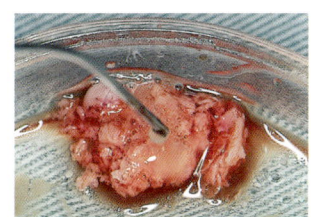

通法に従い欠損部の根面処理を行い、エムドゲインの塗布ならびに自家骨を移植(填塞)する。移植に先立ち、自家骨にもエムドゲインを塗布する。

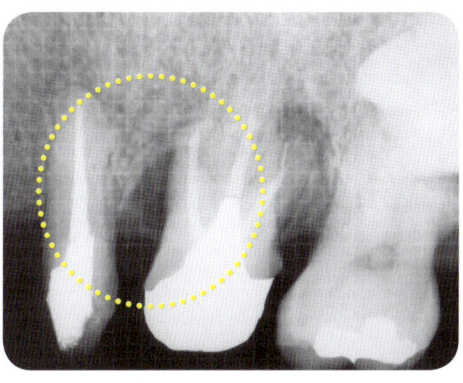

初診時の状態。|6近心に垂直性骨欠損が確認できる。

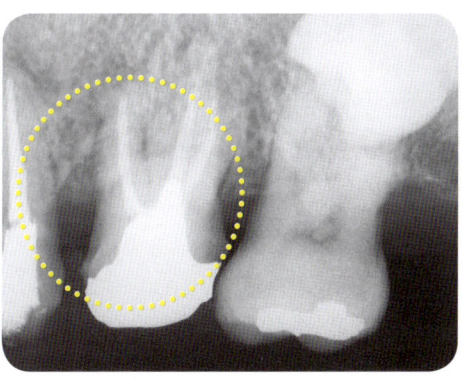
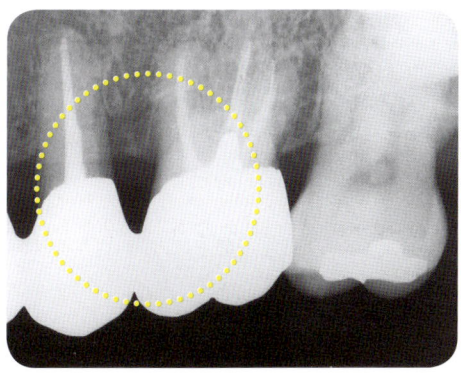

エムドゲインと自家骨移植直後の状態。填塞した自家骨が確認できる。

メインテナンス時の状態(術後4年5ヵ月)。欠損部は再生した組織で満たされている。

Key Point of Surgery #5

縫合

Key Point

1. 歯肉弁の歯冠側への確実な移動が可能な縫合を行う。
   - 垂直マットレス縫合改良法
   - バイレイヤースーチャーテクニック(水平マットレス縫合と単純縫合のコンビネーション)

2. 歯肉弁および歯間乳頭の保護を優先した刺入・縫合を行う。
   - 縫合時に組織が裂開する恐れがあるため、歯肉弁辺縁への刺入は避ける。

縫合法❶ 垂直マットレス縫合改良法

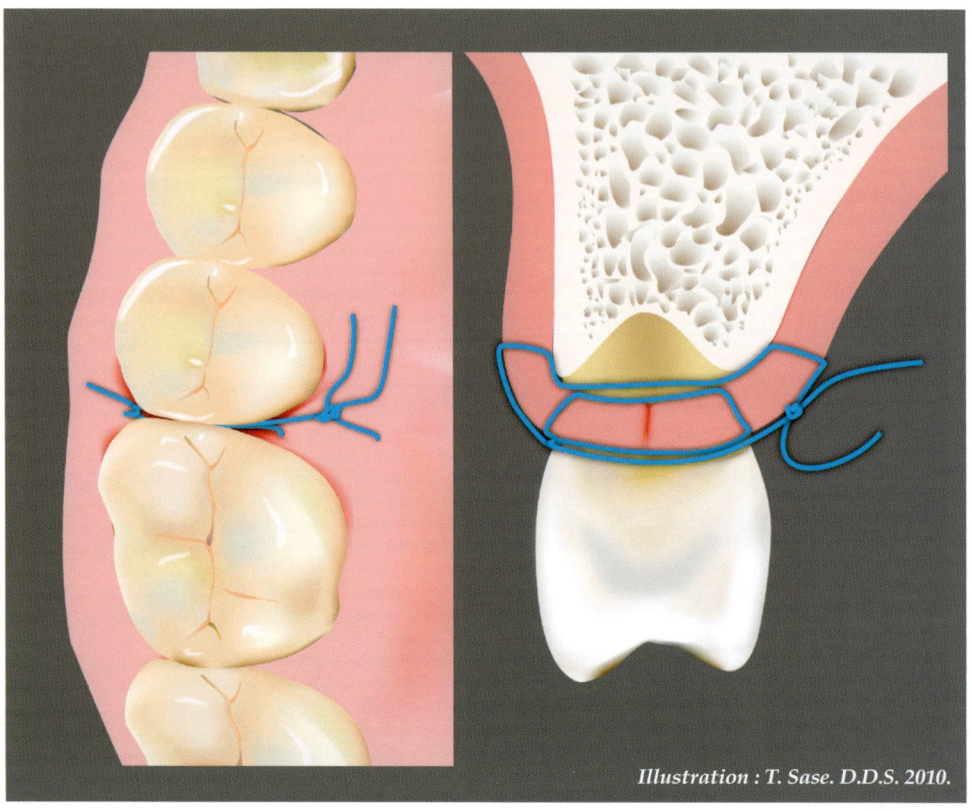

Illustration : T. Sase. D.D.S. 2010.

垂直マットレス縫合改良法は、歯肉弁の歯冠側への移動を確実に行うために用いられる縫合法である。刺入点は、症例の状況に応じて頬側・口蓋側を適宜選択しても問題はない。

垂直マットレス縫合改良法による縫合ステップ

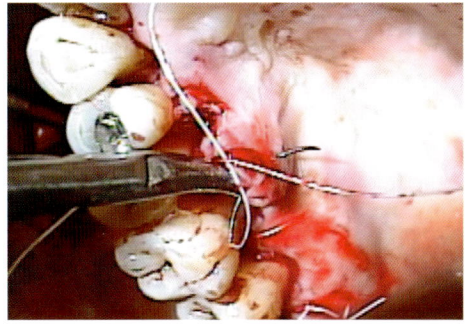 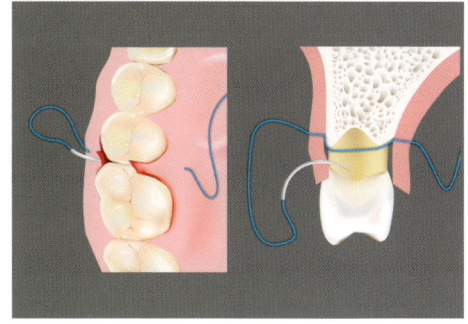

①針を歯肉歯槽粘膜境から刺入し、歯肉弁の内側から外側に向かって、歯間乳頭の頂点から約6mm前後の部位に刺出する。（写真は頬側から刺入した例。イラストは口蓋側から刺入したイメージ。）

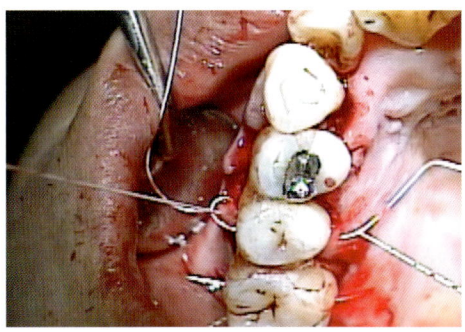 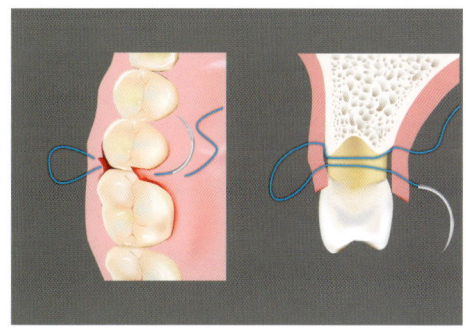

②歯間乳頭の約3mm下から針を反対側に向かって刺入し、歯間乳頭の頂点から約3mm下の部位に刺出する。なお、ループは残しておく。（写真は頬側から刺入した例。イラストは口蓋側から刺入したイメージ。）

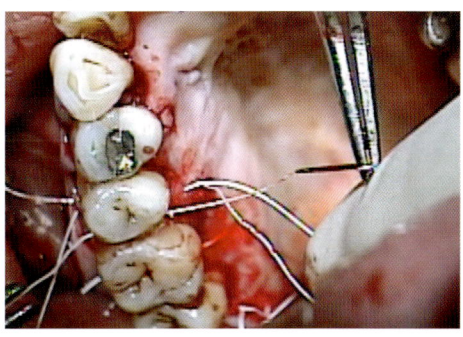 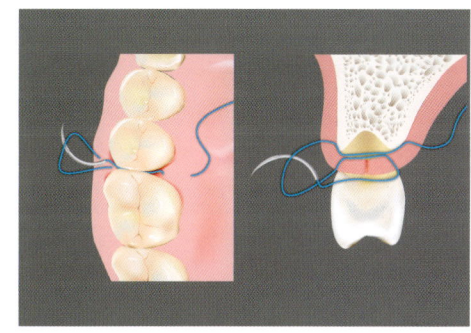

③針を歯間空隙を通して再び戻し、残しておいたループをくぐらせる。（写真は頬側から刺入した例。イラストは口蓋側から刺入したイメージ。）

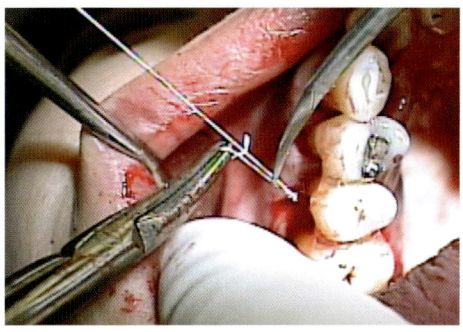 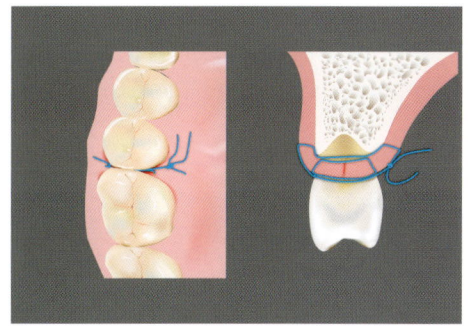

④針を縫合起点に戻し結紮する。（写真は頬側から刺入した例。イラストは口蓋側から刺入したイメージ。）

縫合法❷ バイレイヤースーチャーテクニック

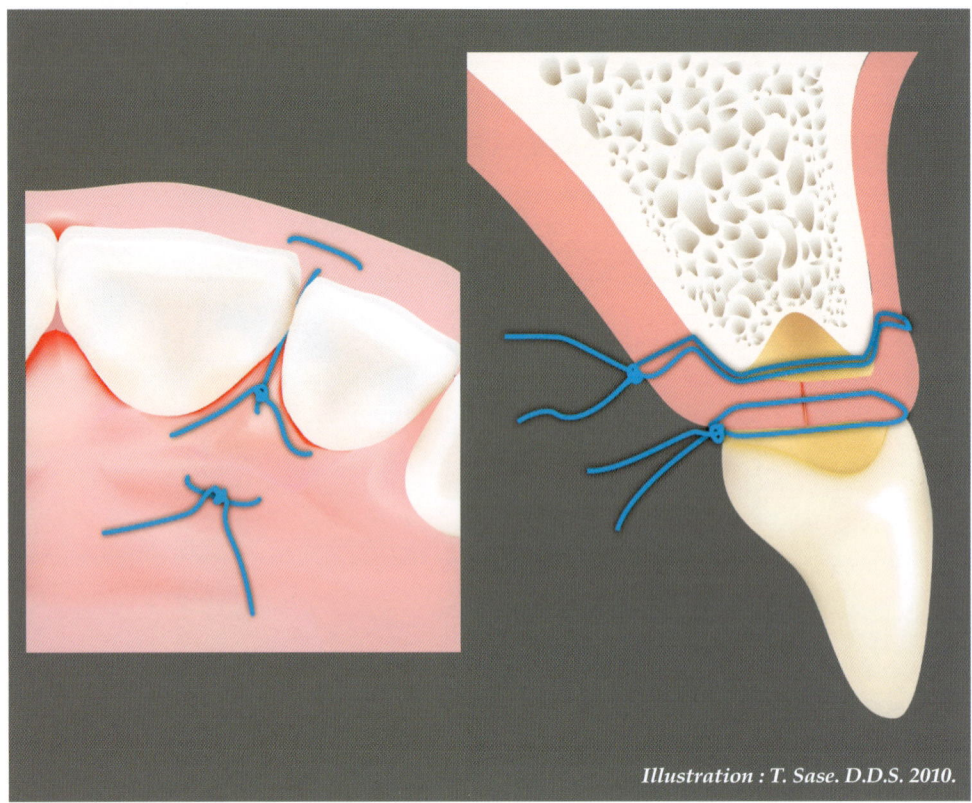

Illustration : T. Sase. D.D.S. 2010.

バイレイヤースーチャーテクニックは、水平マットレス縫合と単純縫合の2つの縫合を組み合わせることで、組織の高さの減少を最小限にする縫合法である。刺入点は、症例の状況に応じて頬側・口蓋側を適宜選択しても問題はない。

推奨縫合糸はモノフィラメント

絹糸のようなマルチフィラメントでは、細菌が縫合糸に沿って、あるいは縫合糸内部を移動する灯心現象により、炎症が惹起される恐れがある。また、蚕の異種タンパク質が、歯肉に炎症を引き起こすことも考えられる。ゆえに縫合糸は、モノフィラメントの使用が推奨される。

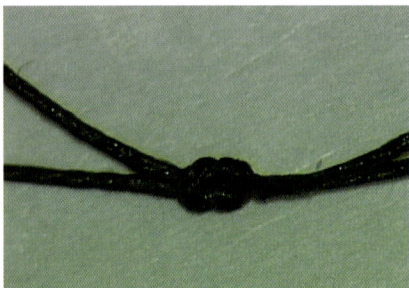 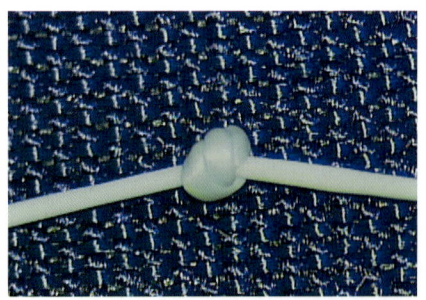

絹糸(左：マルチフィラメント)およびPTFE縫合糸(右：モノフィラメント)のマイクロスコープ24倍拡大画像。

バイレイヤースーチャーテクニックによる縫合ステップ

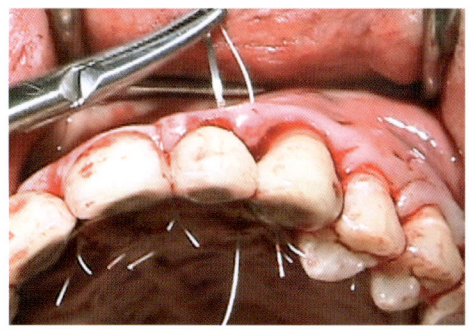 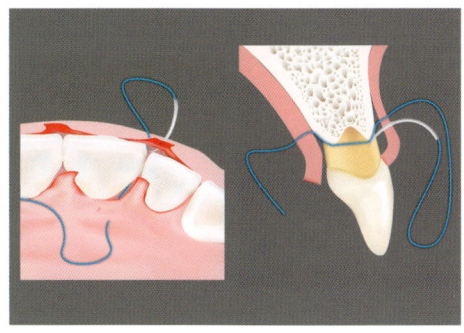

①歯間乳頭の基底部と歯肉弁の歯肉歯槽粘膜境の歯冠側よりに刺入し、水平マットレス縫合を行う。

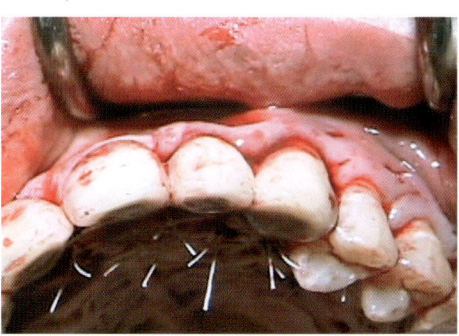 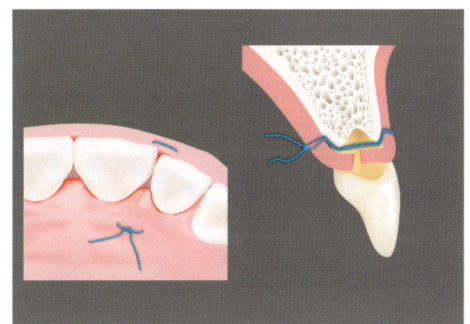

②歯肉弁の基底部を固定し、歯肉弁を歯冠側へ引き上げる。

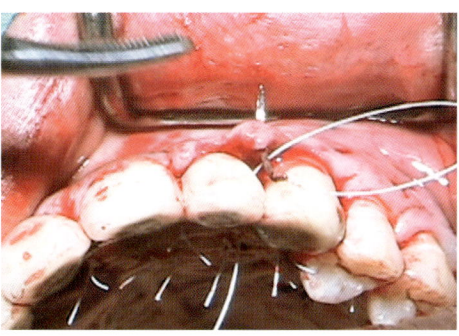 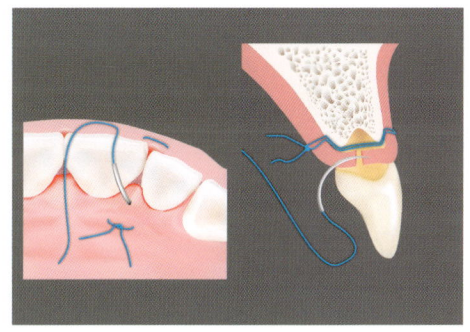

③頬舌側歯肉弁の歯間乳頭の頂点から約2～3mmの部位で単純縫合を行う。

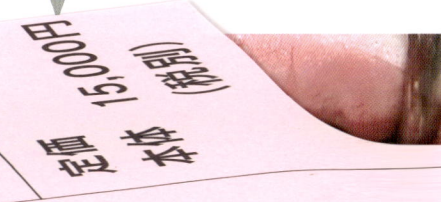 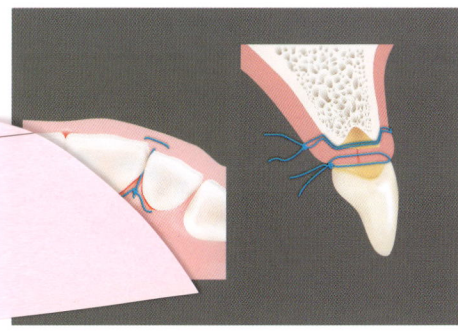

④水平マットレス縫合と単純縫合を組み合わせることにより、歯肉弁は完全に閉鎖された。

Case Presentation #1

DVD 収録症例

Case 1 エムドゲイン単体応用症例

症例の概要　患者は52歳女性。喫煙者。全身的既往歴に特記事項なし。2007年に歯周病の治療を主訴で来院した。中等度〜重度の慢性成人性歯周炎であり全顎に2〜10mm の歯周ポケットを認めた。初期治療中に禁煙の指導を行なったところ、喫煙の量は減少したが現在も喫煙中である。初期治療後、歯周外科治療として、全顎にわたるエムドゲインを用いた歯周組織再生療法を行った。

☞治療の詳細は DVD を参照ください。

術前の状態

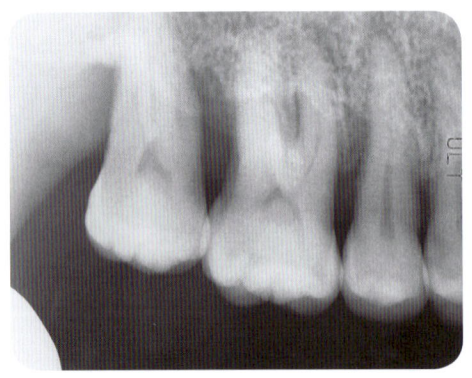
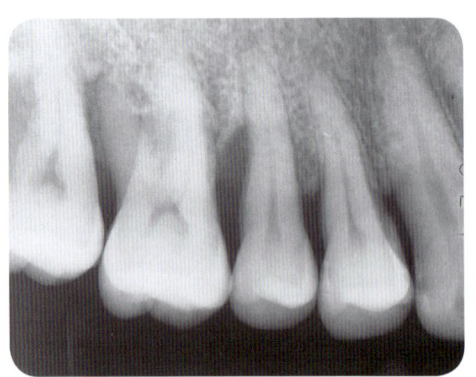

furcation						F I			F I &M II																	
mobility						I			I			I			I			0			0			0		
BOP		/	/	/	+	+	+	+	+	+	+	+	+	+	−	+	+	−	+	−	−	−	−	−	−	+
		/	/	/	+	+	+	+	+	+	+	+	+	+	+	+	+	+	−	−	+	−	+	+
probing depth	F	/	/	/	7	5	8	8	3	6	8	6	4	4	3	5	5	2	3	3	2	3	3	2	5
	L	/	/	/	9	8	8	7	7	10	8	7	6	5	7	6	6	5	3	2	2	3	3	4	5
		D	L	M	D	L	M	D	L	M	D	L	M	D	L	M	D	L	M	D	L	M	D	L	M
		8			7			6			5			4			3			2			1			

5遠心、6遠心に顕著な骨吸収が見られた。また、6頬側にⅠ度、近心にⅡ度の根分岐部病変を、7頬側にⅠ度の根分岐部病変を認めた。4遠心面には約5mm の垂直性の骨縁下欠損が、大臼歯部では約3〜4mm の垂直性の骨縁下欠損が存在していた。765の3歯においては、術前診査の動揺度よりも大きな動揺が術中にみられた。

術後1年

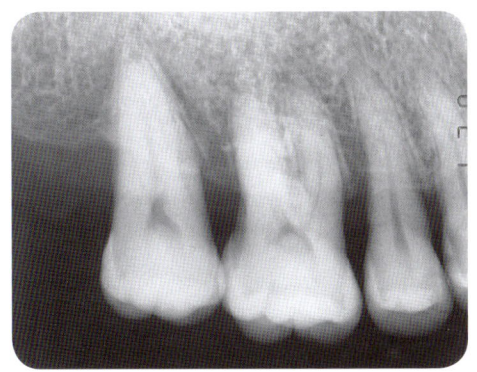 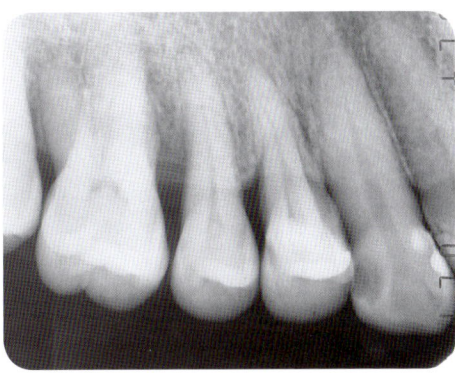

術後1年のデンタルエックス線写真。5遠心と6|、7骨縁下欠損の改善が著しい。

術後3年

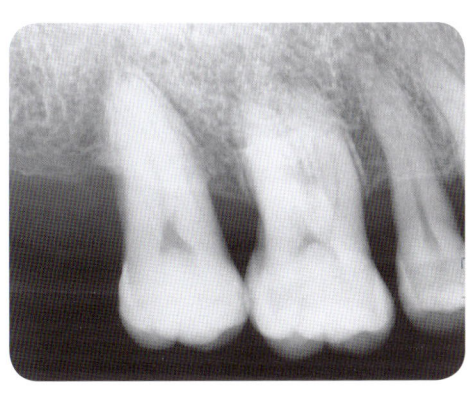 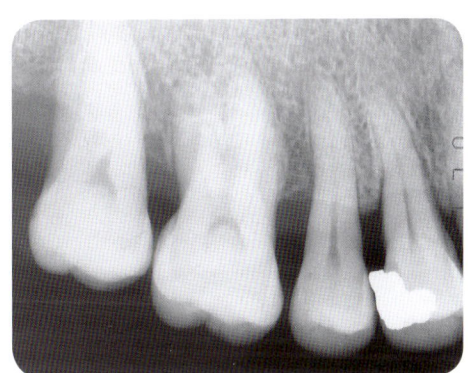

furcation																							
mobility					0			I			0			0			0			0			0
BOP		/	/	/	−	−	−	−	−	−	−	−	−	−	−	−	−	−	−	−	−	−	−
		/	/	/	−	−	−	−	−	−	−	−	−	−	−	−	−	−	−	−	−	−	−
probing depth	F	/	/	/	3	3	3	3	2	3	3	2	3	2	2	2	2	2	2	1	2	2	1	3
	L	/	/	/	3	3	3	3	3	3	3	2	3	3	2	2	2	2	2	1	2	2	2	3	3
		D	L	M	D	L	M	D	L	M	D	L	M	D	L	M	D	L	M	D	L	M	D	L	M
			8			7			6			5			4			3			2			1	

術後3年(メインテナンス中)の状態。術後1年に比較してほぼ同様か、それ以上の骨再生が認められる。

Case Presentation #2

> DVD 収録症例

Case 2　自家骨移植併用症例

症例の概要　患者は53才女性。非喫煙者。全身的既往歴に特記事項なし。1992年に歯周病治療希望で当院を初診された。中等度〜重度の慢性成人性歯周炎で、全顎に2〜12mm の歯周ポケットを認めた。初期治療後、歯周外科治療として flap operation を全顎にわたり行なっている。メインテナンス中に6の歯周炎の再発したため、再度初期治療を行い、エムドゲインを用いた歯周組織再生療法を行った。この症例では、7 8 相当部より自家骨の採取が可能であったことから、エムドゲインと自家骨移植の併用療法を行なった。

☞治療の詳細は DVD を参照ください。

術前の状態

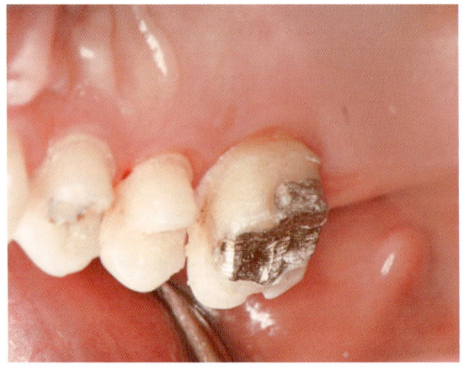 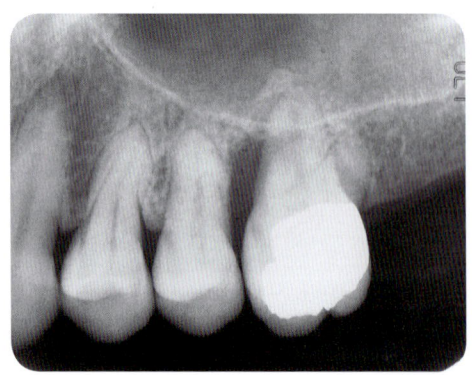

術前に7の動揺をコントロールするためにレジンによる固定を行なった後、歯周外科処置に移行した。7近心には約6mm の骨縁下欠損が存在していた。根分岐部病変は幸いにも近心のⅠ度のみであった。エムドゲイン塗布に先立ち、将来的に第二大臼歯部へのインプラント埋入を行なう可能性を考慮し、自家骨の採取は第三大臼歯相当部より行うこととした。

術後4年

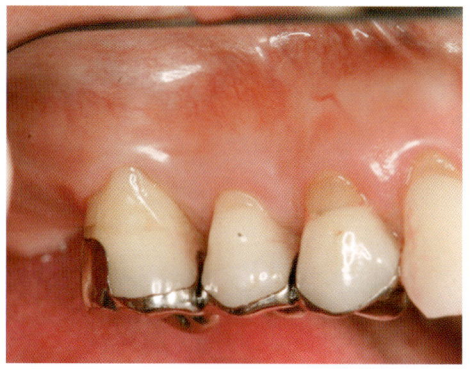
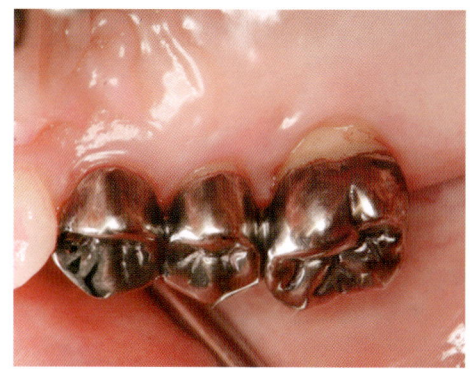

患者の審美的な要望から、スプリントは Partial coverage による補綴処置を行なった。動揺度も術前に比べ著しく改善している。患者のプラークコントロールは良好であり、歯肉には炎症の徴候はまったく見られない。

エックス線写真に診る術後経過

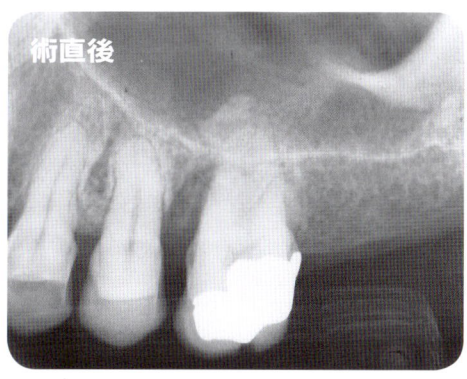
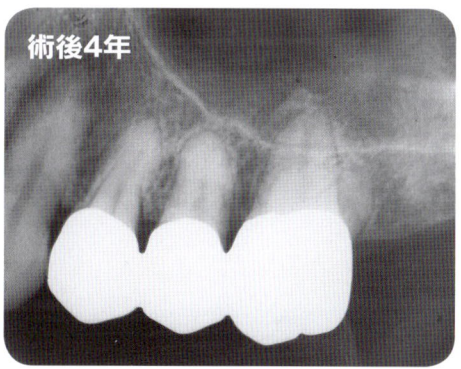

術直後(左)と術後4年・メインテナンス時(右)のデンタルエックス線写真による術部の比較。|7近心の骨縁下欠損は完全に自家骨による再生がエックス線写真的に確認できる。術前の歯周ポケットとアタッチメントレベルは、メインテナンス時には大きく改善していた(歯周ポケット7mm →3mm、アタッチメントレベル9mm →5mm)。

【謝辞】

縫合のイラストを製作していただいた佐瀬聡良先生（千葉県開業）ならびに当医院の高尾康祐先生のご尽力に、心から感謝の意を申し上げます。

【著者紹介】

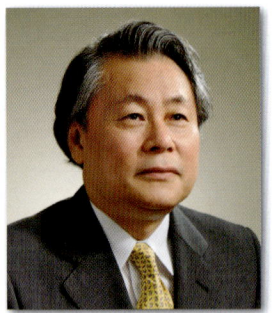

船越栄次　ふなこしえいじ
1971年	福岡県立九州歯科大学卒業
1973年	Tufts 大学院修了
1976年	Indiana 大学院修了
1977年	同大学歯学部准教授
1980年	福岡市にて開業
1985年〜	九州歯科大学非常勤講師
1999年〜	九州大学歯学部臨床教授
2003年	日本臨床歯周病学会会長
2005年〜	ITI section Japan Chairman
2009年	AAP 名誉会員

【関連書籍紹介】

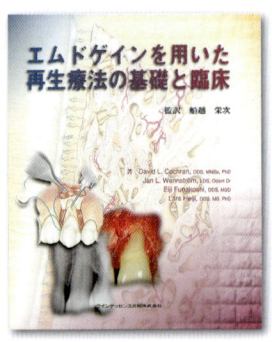

エムドゲインを用いた再生療法の基礎と臨床
著：David L.Cochran / Jan L. Wennström
　　Eiji Funakoshi / Lars Heiji
監訳：船越栄次
発行：クインテッセンス出版
定価本体：7,000円（税別）
ISBN 978-4-87417-832-4 C3047

DVDジャーナル
エムドゲイン療法のクリニカルテクニック for ビギナーズ

2011年2月10日　第1版第1刷発行

著　者	船越　栄次
発行人	佐々木一高
発行所	クインテッセンス出版株式会社 東京都文京区本郷3丁目2番6号　〒113-0033 クイントハウスビル　電話　(03)5842-2270(代表) 　　　　　　　　　　　　　(03)5842-2272(営業部) 　　　　　　　　　　　　　(03)5842-2279(編集部) web page address　http://www.quint-j.co.jp/
印刷・製本	大日本印刷株式会社

©2011　クインテッセンス出版株式会社
Printed in Japan

禁無断転載・複写
落丁本・乱丁本はお取り替えします
ISBN978-4-7812-0183-2 C3047

定価は表紙に表示してあります